PLAIES ET LIGATURE

DE LA

VEINE JUGULAIRE INTERNE

PAR

J.-G. VAUDEY

Docteur en médecine de la Faculté de Paris
Ancien interne des hôpitaux de Marseille
Ex-interne de la Maternité et de la Clinique obstétricale

PARIS

G. STEINHEIL, ÉDITEUR

2, RUE CASIMIR-DELAVIGNE, 2

—

1890

PLAIES ET LIGATURE

DE LA

VEINE JUGULAIRE INTERNE

IMPRIMERIE LEMALE ET Cie, HAVRE

PLAIES ET LIGATURE

DE LA

VEINE JUGULAIRE INTERNE

PAR

J.-G. VAUDEY

Docteur en médecine de la Faculté de Paris
Ancien interne des hôpitaux de Marseille
Ex-interne de la Maternité et de la Clinique obstétricale

PARIS

G. STEINHEIL, ÉDITEUR

2, RUE CASIMIR-DELAVIGNE, 2

1890

PLAIES ET LIGATURE

DE LA

VEINE JUGULAIRE INTERNE

AVANT-PROPOS

Au mois de mai 1887, pendant notre internat à l'Hôtel-Dieu, le hasard nous a forcé à faire d'urgence, la ligature de la jugulaire interne pour une plaie non pénétrante de cette veine (obs. XII) (1). Telle est la raison qui nous a progressivement amené à faire, d'abord des recherches sur les plaies de la jugulaire interne, enfin, à apporter notre contribution à l'étude de ces plaies qui sont encore peu et mal connues.

En effet, si l'on parcourt la littérature médicale française et étrangère, on est frappé de ne trouver, sur la question qui nous occupe, que des renseignements insignifiants et généraux. Deux monographies seulement ; l'une de M. W. Gross (2), vieille de 23 ans, est presque

(1) VAUDEY. Note sur un cas de lig. de la jug, int. *Marseille médical*, avril 1888.

(2) W. GROSS. Trad. dans *Archives de méd.*, nov. 1871.

contemporaine de la guerre de sécession ; l'autre, plus jeune qu'elle de 6 ans, fut publiée après la guerre franco-allemande, en 1873, par Dussutour (1), un élève de Verneuil. Depuis lors, plus rien, que des observations isolées ou englobées dans un travail plus générique comme les mémoires de J. Boeckel (2) et de Pilger (3) auxquels d'ailleurs nous avons largement puisé.

L'œuvre de Dussutour, si remarquable pour l'époque à laquelle elle a été écrite, est cependant à l'heure actuelle au-dessous des données scientifiques modernes. Cela s'explique facilement si nous disons qu'elle appartient à une période de transition où la vieille chirurgie des pansements luttait encore, victorieuse, contre les théories microbiennes et les tâtonnements de la méthode de Lister.

Or, depuis l'avénement de l'antisepsie, la chirurgie des plaies du cou et des gros vaisseaux qui le traversent pour aller de la tête au tronc ou réciproquement, a subi, comme toute chirurgie, une évolution nouvelle.

Parmi les plaies des vaisseaux profonds du cou, celles de la veine jugulaire interne ne sont certes pas des plus fréquentes ; mais à défaut de leur nombre leur gravité fait leur intérêt. Encore, celles qui doivent nous occuper ici, sont-elles plus rares car nous laisserons à dessein de

(1) Dussutour. *Des pl. de la v. jug. int.* Th. de doctorat. Paris, 1873, n° 359.

(2) J. Boeckel. Lig. et rés. des gr. v. dans la continuité. *Revue de chirurgie*, 1881, p. 119-143.

(3) Pilger. Ueber res. von grossen Venenstämmen. *Deutsche Zeitschr. für chir.*, 1880.

côté les cas où un traumatisme violent a largement ouvert la jugulaire au point qu'une hémorrhagie foudroyante, au-dessus des ressources de l'art, emporte le blessé en quelques minutes. Ces cas-là sont de nul intérêt en pratique et ne nous mèneraient qu'à des conclusions négatives. Ce que nous nous sommes efforcé surtout de rassembler ici, ce sont les faits qui doivent intéresser le clinicien, et où une thérapeutique active, une intervention chirurgicale prompte et nettement indiquée, peuvent amener une guérison. Ce sont les cas, peu nombreux à la vérité, où la plaie de la jugulaire interne, pénétrante ou non pénétrante, dénuée ou non de complications, est justiciable d'un traitement, soit que la plaie se produise dans le cours d'une opération (ablation de tumeur, ligature de la carotide) et que le chirurgien soit présent pour y porter immédiatement remède ; soit que la plaie, — non chirurgicale, — ait néanmoins une évolution assez lente pour qu'on ait le temps d'intervenir efficacement.

Nous ne nous dissimulons pas les difficultés nombreuses qui vont nous assaillir durant le cours de cette étude ; mais nous prions nos maîtres de ne pas être trop exigeants. Ce que nous avons voulu faire ici c'est moins une œuvre de science pure qu'une étude essentiellement pratique où la clinique doit tenir la première place au détriment peut-être de l'anatomie pathologique.

Le nom de M. le professeur Chapplain doit être placé en tête de ce travail ; c'est dans son service où nous avons été successivement externe, puis interne que nous avons appris les éléments de la chirurgie ; enfin c'est dans ce même service que nous avons pu pratiquer la ligature de la jugulaire interne et que nous est venue l'idée première de notre monographie. Nous adressons aussi publiquement des remerciements à nos excellents maîtres MM. Combalat et Villeneuve, professeurs de clinique chirurgicale, dont les conseils éclairés et bienveillants ne nous ont jamais fait défaut ; à MM. les professeurs Magail, Laget, Queirel, Fallot, Livon, Gamel, Arnaud, Benet, et à MM. les Drs Fioupe, Coste, Pluyette, Flavard, Alezais, Boy-Tessier dont nous avons été l'élève à l'École de médecine ou dans les hôpitaux de Marseille. Nous n'aurions garde d'oublier non plus notre jeune maître et ami, M. le Dr Gabriel Roux, professeur suppléant, qui nous a communiqué une observation si intéressante (obs. XI).

Enfin, M. le professeur Lannelongue a bien voulu accepter la présidence de notre thèse : nous l'en remercions vivement.

DIVISION DU SUJET

Avant d'entreprendre la description des plaies de la jugulaire interne, il est indispensable de rappeler en quelques mots l'anatomie et la physiologie de cette veine. En effet, souvent des accidents, de prétendues complications ne sont que la conséquence médiate ou immédiate de la topographie ou de la fonction d'un organe, et, dans ces conditions, faire de l'anatomie physiologique c'est faire de la pathologie.

Nous étudierons ensuite les plaies de la jugulaire en général : 1° étiologie et mécanisme ; 2° symptômes et complications ; diagnostic et pronostic.

Viendra en troisième lieu la thérapeutique des plaies de la jugulaire interne où nous insisterons particulièrement sur la *ligature* et les *résections* de cette veine.

Enfin, après les XII observations (1) de ligature et de résection que nous publions, nous terminerons par les conclusions qui seront le résumé de notre travail.

La jugulaire interne est la veine principale de la tête et ramène au cœur le sang de l'intérieur du crâne et de la plus grande partie de la face et du cou. Elle commence

(1) Les 12 observations de ligature que nous avons pu recueillir ne sont pas les seules qui existent. En 1873, dans sa thèse, Dussutour en a réuni 36. Nous ne donnons donc que celles parues ou publiées depuis cette époque.

au trou déchiré postérieur par une dilatation ampullaire nommée *golfe de la veine jugulaire*. De là elle se dirige verticalement en bas sans déviation ni inflexion, et va s'unir à la sous-clavière derrière la tête de la clavicule. Dans son tiers supérieur elle se trouve en dehors et en arrière de la carotide interne qui est accolée directement contre la paroi du pharynx. Dans ses deux tiers inférieurs elle affecte les mêmes rapports que la carotide primitive ; sur le cadavre elle paraît située seulement en dehors de l'artère ; mais en réalité, lorsqu'elle est pleine de sang, elle est située en dehors et en avant et la recouvre presque entièrement, surtout pendant l'expiration. Quant au pneumogastrique il est placé en arrière dans la gouttière formée par l'accolement de la veine et de l'artère. Si l'on ajoute à ces données que le volume de la jugulaire est beaucoup plus considérable que celui de l'artère, il est facile de comprendre qu'elle peut être blessée avec une fréquence aussi grande que la carotide, bien que celle-ci soit protégée dans une moins grande étendue par le sterno-mastoïdien.

D'autres particularités aussi sont importantes à connaître pour se faire une idée exacte de certains faits pathologiques. Ainsi la gaine périvasculaire est adhérente aux feuillets de l'aponévrose omo-claviculaire. Il en résulte que, dans une section de la jugulaire, il n'y a ni rétraction, ni affaissement des tuniques divisées ; elles restent largement béantes et, sous l'influence de l'aspiration thoracique, l'air va s'engouffrer dans le torrent circulatoire pour produire cet accident redoutable que nous étudierons plus loin sous le nom *d'entrée de l'air dans les veines.* On ne saurait trop insister sur le rôle que joue dans ce cas l'aponévrose omo-claviculaire, rôle sur lequel P. Bérard (1) a le premier attiré l'attention.

Jusqu'au commencement du siècle on ne se fût pas permis de conseiller la ligature de la jugulaire interne ; une témérité semblable devait, au dire de la chirurgie de l'époque, amener totalement la gangrène d'une moitié du cerveau, de la face et du cou. On ne se doutait pas alors des voies collatérales nombreuses par où se pourrait rétablir la circulation veineuse.

En effet toutes les grosses veines du cou s'anastomosent entre elles par une foule de ramifications, de branches d'origine, sorte de « lacis veineux » comme l'appelle Nicaise (2) dans sa thèse d'agrégation ; de telle sorte que l'oblitération de la jugulaire, ne saurait créer aucun danger du côté de la circulation. Ce fait a été mis en lumière expérimentalement par Sappey (3). Voici son expérience :

« La veine jugulaire interne est liée à sa partie moyenne ; on l'injecte par le sinus longitudinal supérieur ; injection de toutes les veines du cou, des troncs brachio-céphaliques et de la veine cave supérieure. » -

« Les conséquences qui découlent de ce fait sont importantes au point de vue physiologique ; elles ne le sont pas moins au point de vue chirurgical. L'une des grosses veines de la base du cou étant ouverte, le chirurgien peut la lier sans crainte d'interrompre le cours du sang. »

Dans le cas de plaie de la jugulaire interne le principe

(1) P. Bérard. *Arch. gén. de méd.*, t. XXIII.
(2) Nicaise.
(3) Sappey. *Anat. descriptive*, t. II, p. 694.

de la ligature est donc posé d'ores et déjà. Mais cette ligature doit-elle s'appliquer seulement sur le bout périphérique ou faut-il lier séparément et le bout périphérique et le bout central ? L'anatomie se charge encore de nous l'apprendre.

La jugulaire interne est une veine *non valvulaire*, c'est-à-dire que de son origine à sa terminaison elle ne possède aucune valvule capable de s'opposer au reflux du sang. Seule, à sa jonction avec la sous-clavière, existe une valvule double ; encore est-elle assez souvent insuffisante. Si l'on ne lie que le bout périphérique, ce sera s'exposer aux deux accidents : de l'entrée de l'air dans la circulation par le bout central ; d'une hémorrhagie abondante, sinon mortelle, toujours par le bout central. Il faut donc faire une double ligature. Nous verrons plus tard quelles autres conditions doit remplir cette double ligature pour parer aux accidents redoutables et redoutés par nos aînés, la phlébite, la thrombose suppurée et la pyohémie.

PLAIES DE LA JUGULAIRE EN GÉNÉRAL

Nous venons de voir que l'anatomie et la physiologie de la jugulaire expliquent à la fois leur intérêt et leur gravité. En effet, les lésions de cette grosse veine sont heureusement rares et leur gravité même a bien diminué avec la chirurgie moderne ; comme nous allons le constater, nombre d'accidents, de prétendues complications ont presque à jamais disparu avec les précautions antiseptiques indispensables aujourd'hui à toute opération et à tout pansement.

Les lésions de la jugulaire ne sont pas fréquentes, disions-nous. Sa situation profonde, la protection naturelle que lui offre en haut et en avant toute la masse osseuse de la base du crâne et de la face, expliquent facilement la difficulté et les obstacles que doivent rencontrer les corps vulnérants pour arriver jusqu'à elle. Dans sa partie inférieure, cependant, elle devient plus superficielle, plus accessible aux traumatismes et c'est en ce point que se trouve le maximum de fréquence de ses blessures. Nous devons cependant établir une distinction pour les plaies produites par le chirurgien dans le cours d'une opération (ligature de la carotide, ablation de tumeurs). Dans la majorité des cas, celles-ci se font vers la partie moyenne de la veine.

Les plaies de la jugulaire sont de deux ordres :

1° Plaies non pénétrantes, dans lesquelles la continuité du canal sanguin n'est pas interrompue ;

2° Plaies pénétrantes, dans lesquelles la veine est ouverte ou sectionnée.

1° PLAIES NON PÉNÉTRANTES. — Il est d'usage de ranger parmi les plaies non pénétrantes de la jugulaire la *dénudation*, la *contusion* et la *plaie des tuniques veineuses*.

Dénudation. — La dénudation se rencontre dans le cours de la ligature de la carotide ou, plus souvent encore, dans l'ablation des tumeurs du cou. Quelquefois la veine adhère intimement aux néoplasmes de cette région et il faut alors la sculpter pour ainsi dire dans les tissus morbides (1).

Il y a 25 ans, la dénudation de la jugulaire passait pour être d'une gravité exceptionnelle. Ollier (2) signalait en effet des accidents redoutables tels que la thrombose et la phlébite ; W. Gross (3) la considérait même comme plus grave que la ligature. A l'appui de cette thèse, Langenbeck cite un cas de dénudation suivi de thrombose et de mort. Mais peu à peu une réaction se fit en sens inverse et dès 1873, Verneuil a montré clairement qu'aucun danger n'était à craindre du côté de la

(1) SCHWARTZ. Art. Veines. *Dict. Jaccoud*, t. XXXVIII, p. 668.
(2) OLLIER. *Loc. cit.*
(3) W. GROSS. Traduction dans *Arch. de médecine*, nov. 1871.

circulation. Depuis lors des observations de Plicher (1), de Schwartz (2) sont venues confirmer cette opinion d'un des maîtres de la chirurgie. Jadis les accidents qui arrivaient, suite de dénudation, étaient presque tous produits ou par la suppuration de la plaie ou par l'inflammation de la veine (phlébite). A l'heure actuelle ces complications, bactériennes, ne doivent plus exister qu'à l'état de souvenir. Nous devons avoir ceci constamment présent à l'esprit que la dénudation de la jugulaire, au sens propre du mot, ne saurait à aucun titre être considérée comme une plaie, par conséquent comme un danger ; qu'en tout cas, l'antisepsie fermée, à son défaut l'antisepsie ouverte sauront protéger la veine dénudée contre une infection possible ; qu'enfin, s'il y a sphacèle, hémorrhagie secondaire, on a affaire à une contusion de la veine et non pas seulement à sa dénudation. La veine a pu sembler intacte au chirurgien alors que l'attrition des parties molles s'étendait jusqu'aux tuniques veineuses.

La dénudation est donc inoffensive ; ce qui est à craindre c'est la plaie contuse des parois, et celle-ci est d'une gravité d'autant plus redoutable qu'elle ne se manifeste que tardivement, alors que tout danger semble disparu. Aussi, si nous conseillons, malgré son innocuité, d'éviter la dénudation de la jugulaire, c'est que souvent on ne saurait être sûr de n'avoir pas lésé ses parois,

---

(1) PLICHER. Lig. des gros troncs veineux. *Philadelphia Med. Times*, 1882, vol. XIII.

(2) SCHWARTZ. *Loc. cit.*

quelque minutieuse que soit la dissection, qu'enfin il est un moyen plus efficace, plus prompt et plus certain de ne déterminer aucun accident, c'est de faire la ligature aseptique de la veine ou même d'en réséquer une portion entre deux ligatures (1).

Contusion. — Comme nous venons de le voir, la plupart des accidents graves signalés dans la dénudation sont dus en réalité à des contusions de la jugulaire interne. Et, de fait, celles-ci sont autrement redoutables, car la périphlébite, le sphacèle des tuniques en sout trop souvent la conséquence, avec leur cortège fatal, l'hémorrhagie secondaire, la thrombose, l'embolie et surtout la pyohémie. Deux observations, citées par Dussutour (2), et empruntées à W. Gross en font foi. Il s'agit dans les deux cas d'une ligature de la carotide, l'une pour un anévrysme d'une des branches de la temporale, l'autre pour une tumeur encéphaloïde très vasculaire de l'orbite. Dans le premier cas il est probable que la jugulaire fut lésée pendant l'opération, car il y eut difficulté énorme à passer l'aiguille sous l'artère. Dans la seconde observation, on constata à l'autopsie une véritable ulcération de la jugulaire due sans doute au traumatisme opératoire. Les deux individus moururent de pyohémie.

Ces deux cas sont rapportés par Dussutour parmi les *plaies contuses pénétrantes* ; il nous a paru plus juste de les faire rentrer dans la classe des plaies contuses des parois puisque rien dans le principe, pas même une hé-

---

(1) J. Bœckel. Lig. et rés. des grosses v. dans la continuité. *Revue de chirurgie,* 1881.

(2) Dussutour. *Loc. cit.,* p. 11 et 12.

morrhagie primitive ne permit de porter le diagnostic de plaie pénétrante.

Une autre classe de contusions de la jugulaire emprunte ses caractères de gravité à la plaie contuse des parties molles qui ne permet pas une antisepsie rigoureuse. A l'appui de ce fait John A. Lidell (1) cite le cas d'un dragon dont le cou fut traversé et la mâchoire brisée par une balle. La suppuration s'établit et 16 jours après il entra à l'hôpital pour une hémorrhagie secondaire. L'autopsie démontra que la jugulaire interne était ouverte par suite de la chute d'une eschare.

Plaies des tuniques. — Nous arrivons maintenant aux plaies non pénétrantes proprement dites. C'est un chapitre qui manque complètement à la pathologie des plaies de la jugulaire interne, et malgré de nombreuses recherches dans la littérature médicale française et étrangère, il nous a été impossible d'en trouver un seul cas. Cela s'explique d'ailleurs facilement si l'on considère, d'une part la minceur des tuniques veineuses, de l'autre la difficulté qu'il doit y avoir à reconnaître la lésion. Cependant on conçoit aisément qu'elles puissent se produire dans l'ablation des tumeurs de la région carotidienne ou dans les plaies du cou par instrument tranchant. Nicaise (2) a essayé, expérimentalement, de combler cette lacune. Voici d'ailleurs son expérience :

« Sur la veine jugulaire d'un chien, j'ai fait une plaie « longitudinale non pénétrante, longue de 6 à 7 milli-

---

(1) J. A. LIDELL. Plaies des veines. *Encyclopédie interne de chir.*, t. III, 1884, p. 272.

(2) NICAISE. — *Des pl. et de la lig. des veines.* Th. agr., 1872.

« mètres ; les tuniques divisées s'écartaient très peu ;....
« le fond de la plaie était formé par la tunique interne et
« se présentait sous l'aspect d'une ligne noire, due à la
« transparence de la membrane restante qui permettait
« de voir la couleur du sang veineux. La tunique interne
« ne faisait aucune saillie sur le fond de la plaie, même
« pendant l'expiration. » La cicatrisation se fit rapide
et sans complications. Il est malheureux de constater
que cette expérience n'a résolu qu'une partie du problème,
car de ce fait on peut conclure que les plaies longitudinales des tuniques de la jugulaire guérissent parfaitement.
Mais nous imaginons qu'il n'en saurait être de même
pour les plaies transversales ou obliques. Les expériences
de Nicaise sont muettes à ce sujet, ce qui est fort re-
grettable.

Cependant il reste évident que si les plaies longitudinales des tuniques de la jugulaire sont bénignes, il ne
saurait en être de même des plaies transversales ou
obliques. Dans celles-ci, il y aura rétraction et écartement des tuniques sectionnées, avec hernie de la tunique
interne, qui fortement tendue surtout pendant l'expiration, se mortifiera ou crèvera sous la pression veineuse ;
le malade sera fatalement emmené par une hémorrhagie
mortelle ou par l'introduction de l'air par le torrent circulatoire.

Ces considérations, basées sur l'anatomie et la physiologie, sont confirmées par la clinique. Dans l'observation XII, qui nous est toute personnelle, et la seule de
son espèce qui existe dans la science, nous avions en effet
section des tuniques externes de la jugulaire interne,

hernie de la tunique interne, surtout pendant l'expiration ;
cette tunique si mince menaçait de se rompre à chaque
instant et la ligature seule pouvait nous mettre à l'abri
d'un accident mortel. Cette conduite, qui d'ailleurs a été
couronnée de succès, nous semble devoir toujours être
dans ce cas la seule indication thérapeutique. Toute
hésitation serait une faute qui se traduirait par la mort
du blessé.

Sur le conseil de M. le professeur Lannelongue, nous
avons voulu produire expérimentalement des plaies
transversales des tuniques de la jugulaire pour examiner
ce qui se passe. Nos expériences, au nombre de 4, ont
été faites à l'hôpital Saint-Antoine, avec le concours de
notre ami M. Jourdan, interne des hôpitaux de Paris.
Nous nous sommes servis de deux lapins dont nous
avons utilisé successivement les jugulaires droite et
gauche.

1re *Expérience.* — Le 1er lapin étant chloroformé, la
veine jugulaire gauche est mise à nu. Mais, dans cette
expérience, nous n'avons pas assez tenu compte de la
minceur des tuniques veineuses, car en voulant avec le
tranchant du bistouri déterminer une plaie des parois,
nous pénétrons dans la cavité de la veine. Résultat
négatif. Ligature double.

2e *Expérience.* — Veine jugulaire droite du même lapin. Cette fois-ci nous agissons de la pointe du bistouri
en discisant légèrement les tuniques externes dans le
sens transversal ; la tunique interne nous apparaît alors

faisant une saillie *très visible*, mais seulement *pendant l'expiration*, nulle pendant l'inspiration. Le lapin est alors abandonné à lui-même et se réveille peu à peu. Après quelques mouvements désordonnés, un écoulement assez abondant de sang noir se fait par la plaie du côté droit ; le sang est étanché avec un tampon d'ouate hydrophile et nous voyons alors que l'hémorrhagie se fait par la jugulaire dont la tunique interne a dû se crever au moment des premières contractions musculaires du réveil.

3ᵉ *Expérience*. — Veine jugulaire gauche du 2ᵉ lapin. Discision des tuniques externes dans le sens transversal ; celles-ci se rétractent sensiblement et à travers leur écartement on aperçoit une tache noirâtre, affaissée pendant l'inspiration et formant au contraire une ampoule pendant l'expiration. Pour ne pas sacrifier le lapin, nous pratiquons une ligature double.

4ᵉ *Expérience*. — Veine jugulaire droite du même lapin. Discision des tuniques et apparition d'une petite ampoule pendant l'expiration. Comme dans la 2ᵉ expérience, nous laissons réveiller le lapin. Cependant aux premières contractions musculaires, aucune hémorrhagie ne se manifeste ; ce n'est qu'au bout de 10 à 15 minutes qu'après deux ou trois mouvements du cou, un écoulement abondant de sang se fait par la plaie ; ici encore la tunique interne trop mince s'est rompue au moment où la tension veineuse a subitement augmenté.

Conclusions.. — Si nous rapprochons nos expériences de celles faites par Nicaise, nous pourrons en tirer les conclusions suivantes :

1° Dans les plaies *longitudinales* des parois de la jugulaire interne, il n'y a pas écartement des lèvres de la plaie, aucune saillie de la tunique interne, aucune chance de rupture de cette tunique ; partant toute ligature devient inutile ;

2° Dans les plaies *transversales*, il y a rétraction des tuniques externe et moyenne divisées, *saillie de la tunique interne* au moment de l'expiration ; par suite de la minceur de cette tunique, danger constant d'hémorrhagie foudroyante et nécessité d'une intervention chirurgicale que nous démontrerons plus tard devoir être une ligature double, en aval et en amont du point blessé.

2° Plaies pénétrantes. — Les plaies pénétrantes de la jugulaire interne sont de beaucoup les plus fréquentes et les plus graves. C'est surtout à ces plaies que se rapportent les 55 observations contenues dans la thèse de Dussutour. Sur les 12 observations nouvelles que nous publierons à la fin de ce travail, 11 ont trait à des plaies pénétrantes, une seule à une plaie des parois. Quant à leur gravité, elle saute aux yeux, si l'on considère le volume de la veine blessée, son adhérence à l'aponévrose qui, en cas de plaie, la laisse béante comme un sinus, enfin l'aspiration thoracique qui fait l'air s'engouffrer dans le torrent circulatoire.

La jugulaire interne peut se rompre sous la pression

sanguine, dans un effort violent d'expiration, ou par suite de l'altération des parois. Elle peut être piquée par un stylet, une aiguille, une pointe d'épée, de fleuret ; sectionnée en partie ou en totalité par un instrument tranchant (bistouri, couteau, rasoir, morceaux de verre). Elle peut être arrachée dans des ablations de tumeurs ; déchirée, ouverte par un corps contondant, aiguille de Deschamps, balles, projectiles quelconques, tuyau de pipe (par la bouche).

La rupture a été signalée par Puchet. Nélaton en rapporte aussi un cas où une cause prédisposante, sans doute l'altération des parois, a dû jouer un grand rôle. Voici en quelques mots le cas résumé. Un individu atteint de scarlatine voit tout d'un coup un gonflement considérable se développer à la partie latérale du cou ; croyant avoir affaire à un abcès, on fit une incision pour combattre la dyspnée par compression des voies respiratoires ; il s'écoula une grande quantité de sang noir, ce qui nécessita l'agrandissement de l'incision et la recherche du vaisseau qui donnait le sang. On constata que la jugulaire interne était déchirée, on fit le tamponnement et l'hémorrhagie s'arrêta.

Pour ce qui est des plaies par instruments piquant ou tranchant, on ne saurait formuler à leur adresse de règle précise. La variété en est multiple, soit que la plaie, étroite, laisse à peine sortir un filet de sang, soit que sa largeur et sa béance entraînent une hémorrhagie redoutable à tous égards, soit enfin que la section complète de la veine ne livre le malade à une mort le plus souvent immédiate. Mais ici, l'état des parties molles a une im-

portance capitale. Quand celles-ci sont largement sectionnées, que l'hémorrhagie se fait à ciel ouvert, abondante,
sans entraves, la mort est foudroyante. Mais si, au contraire, téguments et muscles sont irrégulièrement blessés,
si « la plaie extérieure est anfractueuse et étroite » (1)
et qu'il n'y a pas concordance exacte entre cette plaie et
celle de la veine, le sang s'infiltre dans le tissu cellulaire,
formant un véritable thrombus qui, par la compression,
a des chances d'arrêter l'hémorrhagie. Malheureusement,
cette circonstance qui semble heureuse au premier chef,
est, dans quelques cas, une cause de mort. Samuel
Cooper (2) signale un fait de ce genre : pendant la guerre
de sécession un soldat, dont la jugulaire aurait été divisée, eut un énorme thrombus. L'hémorrhagie s'arrêta,
mais la masse considérable de sang épanché comprimant
les voies aériennes amena l'asphyxie lente du blessé.

L'ouverture large de la jugulaire et des téguments,
comme la section complète de la veine, est suivie d'une
hémorrhagie primitive le plus souvent mortelle. Les observations de Séverin, de Vallée (3), Bryant (4), Birkett,
Gray (5), en font foi. Ce n'est guère que dans les cas très
rares où l'hémostase peut être faite assez à temps pour
que le blessé ne se vide pas d'une trop grande quantité
de sang, que l'on peut espérer une terminaison heureuse.
Aussi, ces plaies ont-elles peu d'intérêt clinique et ne
nous y arrêterons-nous pas plus longtemps.

(1) FOLLIN. *Traité de path. externe.*
(2) SAMUEL COOPER. *First lines of Surgery.*
(3) VALLÉE. *Gaz. médicale*, 1837, p. 269.
(4) BRYANT. *The practice of Surgery.*
(5) H. GRAY. *Chirurgie de Holmes.*

Nous arrivons maintenant à l'arrachement. Plusieurs cas tirés de la pratique du professeur Verneuil font foi que quelle que soit l'habileté du chirurgien, la chose est à craindre dans l'ablation de certaines tumeurs de la région carotidienne. Mais dans ce cas l'hémorrhagie immédiate est loin d'avoir la gravité qu'elle acquiert dans une plaie par instrument tranchant. En effet, il se produit presque toujours dans l'arrachement, comme dans la torsion, une rupture des tuniques à des hauteurs différentes et une oblitération de la lumière de la veine. Ce sont les accidents éloignés, le sphacèle, la phébite, la pyohémie qui généralement emmènent le malade, quand une asepsie rigoureuse, partant une cicatrisation rapide, ne viennent s'opposer à ces complications toujours fatales.

Comme on le voit, ces plaies par arrachement sont dans la presque totalité des cas, des plaies opératoires. Mais il se peut que le traumatisme opératoire n'aille pas jusqu'à l'arrachement, il se produira alors une simple déchirure, une plaie contuse; accident tout aussi grave, plus grave même si l'on considère que l'hémorrhagie immédiate et l'introduction de l'air dans la veine peuvent amener la mort dans un temps très court. Cependant toutes les plaies contuses ne sont pas d'un pronostic fatal. Quelques-unes même ont guéri spontanément, sans qu'il fût nécessaire de recourir à la ligature. Tels sont les cas de *Schwartz* et *Stromeyer*. C'étaient deux plaies par arme à feu n'ayant produit sur la jugulaire qu'une simple fissure. L'écoulement sanguin fut nul et la cicatrisation se fit sans aucune complication. Malheureusement ces cas sont rares, et les balles, comme n'importe quel projectile causent le plus souvent une plaie contuse où la zone stupéfiée amène en se mortifiant une hémorrhagie secondaire fatale.

Il en est de même des ulcérations morbides qui peuvent atteindre la veine. Un phlegmon profond du cou, au milieu du sphacèle du tissu cellulaire entraîne parfois le sphacèle et l'ulcération des parois veineuses. Le fait n'est pas très rare puisque W. Gross (1) a publié dix observations où la lésion de la jugulaire interne fut amenée par une cellulite diffuse, suite de scarlatine. Dans deux autres cas, chez des enfants de 2 et 10 ans ce furent des abcès et des ulcères tuberculeux qui amenèrent la mort en perforant la jugulaire. Nous pouvons rapprocher de ces faits les deux observations citées précédemment où l'ulcération vint à la suite d'une contusion opératoire.

Si nous nous résumons, nous voyons que la vieille division classique en plaies contuses, par instruments piquants, tranchants, par arrachement, n'offre d'intérèt, pour ce qui est de la jugulaire, qu'au point de vue descriptif.

Il nous paraît beaucoup plus important de distinguer : 1° *des plaies accidentelles*; 2° *des plaies opératoires*. Cette classification, si elle ne préjuge rien de la nature de la plaie, a du moins l'avantage de fournir, dès le principe, un élément de pronostic. En effet, si nous consultons les statistiques, il nous est facile de voir que les plaies accidentelles, déjà peu nombreuses en dehors des guerres, donnent cependant une mortalité de beaucoup

(1) W. Gross. *Amer. Journal of med. sciences,* 1861.

supérieure à celle des plaies opératoires. Ces dernières sont ou non voulues par le chirurgien ; mais en tout cas, quand il opère dans la région carotidienne, il est prévenu de leur possibilité et outillé pour parer à semblable acci-dent.

Quant aux plaies accidentelles, au contraire, ce n'est que dans les cas très rares où l'hémorrhagie est assez peu abondante pour ne pas tuer le blessé avant toute inter-vention chirurgicale, que celle-ci a des chances d'être efficace.

Enfin, cette division permet de comprendre dans son sein toute une catégorie de plaies de la jugulaire incon-nues de l'ancienne chirurgie : ce sont les *résections* de cette veine dont nous nous occuperons plus longuement au chapitre du traitement.

SYMPTOMES ET COMPLICATIONS

La plupart des auteurs et Dussutour entre autres ran-
gent l'hémorrhagie primitive parmi les complications des
plaies de la jugulaire interne. Cette classification nous
semble au moins fantaisiste : l'hémorrhagie primitive,
quelque abondante qu'elle soit, de quelques gouttes à
plusieurs litres, ne peut jamais être qu'un *symptôme* de
plaie pénétrante.

Ce symptôme primordial de toute plaie veineuse,
l'hémorrhagie, offre ici des caractères spéciaux. Dans les
veines ordinaires, quand on comprime entre la plaie et
les capillaires, l'écoulement s'arrête. Pour la jugulaire,
il n'en est plus de même. Cette grosse veine du cou,
comme nous l'avons vu, n'a pas de valvules, ou bien n'en
possède qu'une paire, souvent insuffisante à son abou-
chement avec la sous-clavière. La conséquence immédiate de cette donnée anatomique est de rendre la
compression en aval de la plaie à peu de chose près inef-
ficace. L'hémorrhagie, sans doute, sera diminuée, mais
non tarie ; elle continuera à se faire par le bout inférieur
où se jettent des collatérales importantes ; mais elle sera
intermittente ; l'écoulement sanguin s'effectuera pendant
l'expiration pour cesser pendant l'inspiration, au moment dangereux où l'aspiration thoracique exercera son
influence. Tel est d'ailleurs le seul signe absolu d'une

blessure de la jugulaire interne, quand la vue ou le toucher ne permettent pas l'inspection directe de la lésion(1).

Arrivons maintenant aux complications proprement dites. Dans un premier groupe nous rangerons les complications d'ordre physique ou mécanique, *la blessure concomitante des troncs artériels et nerveux, l'anévrysme artério-veineux, les corps étrangers, l'entrée de l'air dans le système circulatoire.* Le second groupe : complications d'ordre inflammatoire ou septique, comprendra *l'hémorrhagie secondaire, la thrombose,* enfin la *phlébite et ses conséquences* (2).

La blessure du pneumogastrique peut quelquefois venir compliquer celle de la jugulaire interne. Cependant cet accident n'est pas aussi à redouter qu'il le semblerait au premier abord. Dans les observations V et IX, il y a eu en même temps résection de la jugulaire et du nerf vague ; dans ces deux cas la terminaison fut heureuse malgré la respiration haletante consécutive à la première opération.

Il n'en est plus de même de la lésion simultanée d'une des carotides et de la jugulaire interne. Presque toujours le pronostic en est fatal car l'hémorrhagie primitive emporte le blessé en quelques minutes. Néanmoins, si la plaie des téguments est étroite, l'écoulement sanguin

(1) Nous ne parlons pas ici des autres symptômes communs à toutes les hémorrhagies des grosses veines tels que : changement de coloration du sang qui de noir devient rapidement vermeil, etc.

(2) Cette classification toute nouvelle, basée sur les théories modernes, nous a semblé plus rationnelle que la vieille division classique.

peu abondant, on est en droit d'espérer par une compression régulière, assez énergique pourtant, de voir se former un anévrysme artério-veineux.

Anévrysme artério-veineux.— En effet, c'est la terminaison la plus heureuse qui se puisse voir, car cette complication est bénigne malgré son incurabilité. Malheureusement elle est fort rare. M. le professeur Lefort n'en connaissait que huit exemples authentiques (1). En 1886, notre maître et ami, le Dr Pluyette, était parvenu à en doubler le nombre qui fut ainsi porté à seize (2). Dans cette dernière statistique nous relevons 13 cas traités pas l'expectation avec une mort seulement ; 3 cas où la ligature fut pratiquée avec une seule guérison (3). La conduite à tenir est donc nettement indiquée.

Quant aux symptômes qui révèlent au chirurgien la formation de l'anévrysme jugulo-carotidien, ils diffèrent peu de ceux que l'on observe dans les autres parties du corps : arrêt de l'hémorrhagie externe, apparition plus ou moins tardive d'une tumeur, thrill et double bruit de souffle, enfin légers troubles cérébraux dus à la difficulté de la circulation de retour.

Corps étrangers. — Les corps solides seuls doivent nous occuper ici. Disons de suite que c'est un accident rare. Nous n'avons pu en relever que quatre cas dans le

---

(1) L. LEFORT. *Dict. encycl. des sc. méd.*, article Carotide, p. 644.

(2) PLUYETTE. Anévr. artério-veineux. *Revue de chirurgie*, 1886, p. 275.

(3) Cas de LEWIS A. STIMSON.

travail de Gross (1), tous les quatre suivis de mort. Le danger tient ici au corps étranger lui-même qui peut faire embolie, ou plus souvent encore, aux accidents infectieux qu'il provoque.

Introduction de l'air. — Aucune veine n'est placée dans de meilleures conditions anatomiques que la jugulaire interne pour être exposée à cette complication redoutable de ses plaies, l'introduction de l'air dans la circulation. Sectionnée, elle reste béante par suite de son adhérence avec l'aponévrose omo-claviculaire ; elle est de plus soumise à l'aspiration thoracique, située qu'elle est dans cette zone que Bérard appelait la *zone dangereuse*. D'ailleurs sur 23 cas d'entrée de l'air dans les veines, Fisher (2) a trouvé que la veine lésée était :

La veine jugulaire externe ..... 13 fois
La veine jugulaire interne ..... 10 —

Proportion énorme, surtout si l'on considère que les plaies de la jugulaire externe sont à celles de la jugulaire interne comme 10 est à 1.

L'introduction de l'air à la suite d'une plaie de la jugulaire s'annonce par un sifflement ou un bruit de glouglou; d'après Nicaise ce bruit n'est pas constant. En tout cas le blessé peut être foudroyé sur le coup, ou, pris d'anxiété extrême, ne succomber qu'au bout d'un certain temps, «après avoir présenté le tableau d'une asystolie aiguë (3)». Dans quelques cas malheureusement trop rares les acci-

(1) W. Gross. *Loc. cit.*
(2) Fisher. *Handbuch der Allegm. spec. chirurg.*, t. III.
(3) Ed. Schwartz. Art. Veines. *Dict. de méd. et de chir. pratiques.*

dents produits par l'entrée de l'air ont été passagers, insignifiants ou nuls.

Cependant il faut reconnaître que cette complication
est devenue aujourd'hui fort rare à cause des précautions
prises par les chirurgiens et peut-être aussi par l'action
du chloroforme qui supprime les mouvements désordonnés de l'opéré.

Le traitement de l'entrée de l'air dans les veines doit
être surtout préventif. Quand on opère dans cette région
dangereuse, la région carotidienne, il faut éviter avec le
plus grand soin de déchirer ou d'arracher les tumeurs
ganglionnaires. Il faut tout d'abord, aller à la recherche
des vaisseaux, reconnaître la jugulaire, et, si elle est
englobée par la tumeur ou trop adhérente, la lier préventivement en-dessus et en-dessous. Cette pratique
empêche, en cas de blessure de la veine, l'hémorrhagie
primitive et surtout l'entrée de l'air dans la circulation.

Néanmoins, pour une cause ou pour une autre, il peut
arriver que la jugulaire soit blessée et qu'il y ait à ce
moment pénétration de l'air dans sa cavité. Certes c'est
là un accident grave, mais il s'en faut de beaucoup
cependant que tout espoir soit perdu. Il faut surtout
éviter l'entrée d'une nouvelle quantité d'air en obturant
momentanément le bout central soit par la compression
digitale, soit par la forcipressure, en attendant de pouvoir plus tard pratiquer la ligature. En même temps il
est urgent de provoquer la respiration artificielle, de ra-
nimer le blessé et de combattre la syncope.

Treves conseille, dès qu'on entend le sifflement carac-
téristique, d'inonder la plaie d'un liquide antiseptique.

Cette manœuvre jointe à des pressions thoraciques des-
tinées à chasser l'air contenu dans le cœur et les vaisseaux pulmonaires, fut mis en usage par lui-même dans
les deux cas qu'il a observés et qui ont guéri (1).

Hémorrhagie secondaire. — Avec l'hémorrhagie secondaire nous rentrons dans le cadre des complications
septiques. Fréquente autrefois, elle est si rare aujour-
d'hui que depuis la thèse de Dussutour en 1873, nous
n'en trouvons aucun exemple dans la littérature médicale. En effet, dans tous les cas où elle s'est produite
nous rencontrons partout l'élément suppuration ; corps
étrangers amenant l'ulcération de la veine , ligatures
pratiquées sans aucune précaution antiseptique, puru-
lence amenant le ramollissement du thrombus obtura-
teur ; telles sont les conditions constantes où, dans
l'ancienne chirurgie, se signalaient les hémorrhagies
secondaires des plaies de la jugulaire interne.

Peut-être pourrait-on rapprocher de ces hémorrhagies secondaires, celles provenant de l'ulcération de la
jugulaire au milieu d'un phlegmon du cou. Encore ce
terme d'hémorrhagie *secondaire* est-il faux dans ce cas,
puisqu'il n'y a jamais eu d'hémorrhagie *primitive*.

En résumé, l'hémorrhagie secondaire est une complication qui a disparu du cadre nosologique ; aussi n'in-
sisterons-nous pas davantage.

Thrombose. — Dans une ligature aseptique faite au

(1) Treves. Of the entrance of air into V. during oper. *Bri-
tish med. J.*, 30 mai 1883.

catgut ou à la soie, sur une veine dont les parois sont saines, il n'est pas nécessaire qu'il y ait formation de thrombus pour amener l'oblitération du vaisseau (1). Si cette opinion est la vraie, la *thrombose*, elle aussi, serait sous la dépendance d'une infection de voisinage. Toujours est-il que cette complication n'a donné lieu à des accidents que dans des plaies ouvertes ou en suppuration. Partout où l'antisepsie a pu être pratiquée d'une façon rigoureuse, où la réunion immédiate a pu être obtenue, jamais aucun accident de cette nature n'a été signalé. Exceptons cependant les cas où les parois veineuses sont altérées comme dans l'observation III, où l'on trouva à l'autopsie un caillot descendant jusqu'au cœur.

D'où nécessité, pour éviter les accidents de la thrombose, de pratiquer une antisepsie rigoureuse, et de réséquer toute la portion malade de la jugulaire interne.

Phlébite. Pyohémie. — La pyohémie étant liée si intimement à la phlébite, nous ne les séparerons pas dans notre description. Quant à la phlébite de la jugulaire interne, elle se montrait autrefois surtout dans les plaies par armes à feu et les plaies contuses. Aujourd'hui elle est devenue tellement rare qu'on ne la rencontre plus que dans les phlegmons diffus du cou, là où il y a déjà infection. Un seul cas à signaler de phlébite et de pyohémie de la jugulaire depuis 1873, c'est celui qu'a publié notre collègue et ami le Dr Gilles (2). Il s'agit d'un phlegmon diffus du cou qui amena, ulcération de la jugulaire interne, phlébite suppurée et mort par pyohémie.

(1) BILLROTH. *Chir. Klinik,* 1879.
(2) GILLES. *Marseille médical,* 1889.

V.

Diagnostic. — Après tout ce que nous venons de dire, le diagnostic s'établira facilement. Dans quelques cas cependant de plaie étroite, à hémorrhagie peu abondante ou se faisant dans le tissu cellulaire, il sera quelquefois incommode de savoir d'où provient l'écoulement de sang. Si avec une compression douce l'on parvient à tarir l'hémorrhagie sans causer de gêne de la respiration ou de la déglutition, il est inutile de pousser ses investigations plus loin. Dans tous les autres cas, il faut faire le diagnostic le bistouri à la main, débrider largement et aller lier le vaisseau qui donne.

Signalons encore le cas cité par Nélaton où croyant avoir affaire à un abcès, on ouvrit une collection sanguine provenant d'une rupture spontanée de la jugulaire interne.

Pronostic. — Il est toujours très grave. Dans les *plaies accidentelles* la mort survient dans plus des 3/4 des cas.

Dans les *plaies opératoires* où l'intervention chirurgicale est prompte, la mort est une exception, surtout depuis l'avènement des pansements et des ligatures antiseptiques.

Nous avons distingué il n'y a qu'un instant les *plaies accidentelles* des *plaies opératoires*. Parmi les premières abandonnées quelque temps à elles-mêmes bien peu ont guéri, et encore cette guérison est-elle due à des circonstances particulières qui ont enrayé primitivement l'hémorrhagie et permis au chirurgien une intervention efficace quoique tardive. Dans les *plaies opératoires*, au contraire, la thérapeutique a presque toujours été immédiate : le succès à répondu à l'attente et, depuis l'avènement de l'antisepsie, nous ne comptons à peu de chose près que des succès. Voici donc un principe posé dès l'abord ; une intervention, la plus prompte possible, donne des guérisons nombreuses ; l'expectation entraîne fatalement la mort du blessé. D'ailleurs une statistique de W. Gross, pour 20 plaies de la jugulaire laissées sans traitement, donne 20 décès.

A quels moyens thérapeutiques devons-nous nous adresser. Les styptiques et parmi eux le perchlorure de fer, la compression, la forcipressure ou la ligature ? Nous allons étudier chacun de ces procédés en particulier.

Il est facile de comprendre de suite que pour une grosse veine du calibre de la jugulaire interne les médicaments hémostatiques dont le type est le perchlorure de fer ne peuvent avoir qu'une action très limitée. La chirurgie antiseptique a fait justice de ce vieux procédé qui n'arrêtait pas toujours l'écoulement sanguin, mais qui, il faut lui rendre cette justice, escharifiait les bords de la plaie, l'infectait et finissait par emmener le malade sinon d'hémorrhagie, du moins de résorption putride (1). Si nous consultons l'observation XXXI, de la thèse de Dussutour, recueillie par Bourdon dans le service de Verneuil, nous voyons les effets désastreux du perchlorure de fer sur une plaie de cette nature.

Restent les moyens plus efficaces, la *compression*, la *forcipressure* et la *ligature*.

Compression. — Celle-ci a donné quelques succès dans des plaies petites et incomplètes. C'est ainsi que Larrey parvint à arréter une hémorrhagie de la jugulaire interne. Le Fort cite le cas de Guillaume d'Orange chez lequel on arrêta une hémorrhagie de la jugulaire interne par la compression (2). Mais disons-le de suite, ces cas sont exceptionnels et il serait tout au moins imprudent de faire de cette méthode une thérapeutique générale.

La compression, pour avoir chance d'être efficace, doit être assez énergique pour effacer la lumière de la veine divisée ; mais cette énergie même, nécessaire pour l'hémostase et s'appliquant sur la masse des parties molles

(1) Voir dans la thèse d'agrégation d'Ollier le « caillot chimique albumineux ».

(2) La compression trouve son indication précise dans les plaies étroites et simultanées de la jugulaire et de la carotide, car elle peut permettre ainsi la formation d'un anévrysme artério-veineux.

du cou, aura pour résultat de comprimer aussi et le
pharynx et la trachée. Ce moyen excellent, la compression médiate, si utile dans les hémorrhagies veineuses
des membres, ne saurait, dans les plaies de la jugulaire
interne, avoir aucune application pratique, car elle ne
s'exercerait qu'au prix de la suppression des deux fonc-
tions essentielles, la respiration et la déglutition.

La compression immédiate faite soit avec le doigt, soit
plutôt en bourrant la plaie avec des bandelettes de gaze
antiseptique n'a plus tous ces inconvénients. La constric-
tion est là très limitée. Mais, outre qu'elle ne laisse pas
d'être douloureuse, elle s'oppose à la réunion par première
intention ; elle est une porte toujours ouverte à l'infection. Elle ne peut convenir que dans les plaies étroites,
profondes, anfractueuses au fond desquelles la veine
divisée ne peut être saisie ; enfin elle ne doit être qu'un
moyen provisoire, ou qu'un pis-aller comme hémostase
définitive.

La *forcipressure* lui est de beaucoup préférable dans
tous les cas, en ayant soin toutefois de prendre toutes
les précautions antiseptique nécessaires à une opération
de cette gravité. On place une pince sur la blessure veineuse momentanément, en attendant de la pouvoir lier ;
ou bien, si la ligature est impossible à cause de l'étroi-
tesse et de la profondeur de la plaie, on laisse la pince
à demeure, 24, 48 heures, temps largement suffisant
pour que toute hémorrhagie de la jugulaire interne soit
radicalement arrêtée. En dehors des cas cités par Ed.
Schwarz, nous avons eu l'occasion d'assister à un fait
analogue. Notre maître, M. le professeur Villeneuve,

dont nous étions l'interne, enlevait un sarcome de la région latérale du cou. L'opération était presque terminée quand, extirpant un dernier ganglion situé dans la gaine des vaisseaux, un flot de sang noir vint inonder la plaie : il fut impossible de lier. Une pince fut laissée à demeure pendant 48 heures et enlevée avec le premier pansement, toute hémorrhagie était arrêtée, hémorrhagie qui provenait certainement soit de la jugulaire interne, soit de grosses veines collatérales à leur embouchure dans la jugulaire.

Cependant, quelque bons résultats que l'on puisse obtenir de la forcipressure, il est un gros reproche à lui faire, c'est que l'on ne peut jamais être sûr de n'avoir pincé que la veine blessée ; on risque fort de prendre dans le mors de la pince, totalité ou partie du paquet vasculo-nerveux, jugulaire, carotide et pneumogastrique. Plutôt que de s'exposer à un accident aussi grave, il vaut beaucoup mieux débrider largement la plaie, aller à la recherche des deux bouts de la veine divisée et en faire la *ligature* dans la plaie.

Avant d'aborder l'étude de la ligature, disons quelques mots de la suture de la jugulaire interne. Celle-ci fut tentée sans succès par Czerny, en 1881 ; il y eut des hémorrhagies qui forcèrent le chirurgien à faire la ligature totale et le tamponnement ; le malade n'en mourut pas moins de pyohémie. La suture veineuse, d'ailleurs, pratiquée par Lister sur l'axillaire, par Schede sur la crurale, a pour but de n'apporter aucune entrave à la circulation. Mais nous savons déjà que l'occlusion de la jugulaire, de par ses voies collatérales nombreuses, est une opération sans danger par elle-même. Pourquoi alors ne pas recourir directement à la *ligature*.

·Les plus graves reproches faits à la ligature ne sont heureusement plus à craindre. Nous sommes loin de l'opinion de Van Swieten qui voyait dans l'oblitération d'un gros tronc veineux une cause de gangrène et de mort. Cette croyance, comme le dit Nicaise, était, vers 1830, celle de la plupart dés chirurgiens français. En Allemagne, elle a subsisté jusqu'à ces dernières années.

Il fallut les recherches de Richet, de Sappey, les thèses d'Ollier, de Nicaise, enfin le remarquable travail de Dussutour pour établir un courant de sens contraire. Encore, bien que la ligature de la jugulaire interne eût peu à peu acquis droit de cité par ses services rendus, ne laissait-on pas de l'accuser de graves méfaits. Si la gangrène n'était plus un accident à redouter, la ligature devait certainement provoquer des troubles de la circulation cérébrale pouvant même aller jusqu'à l'hémorrhagie. Dussutour, dès 1873, a fait justice de ces craintes chimériques. Sur les 36 observations de ligature totale relevées par lui, nous trouvons une fois une céphalalgie hémicrânienne du *même côté* que la ligature ; une autre fois une parésie des extrémités du côté gauche pour une ligature à droite, dans les deux cas la guérison fut complète. Parmi les 12 observations nouvelles que nous publions à la fin de ce travail, aucun accident de ce genre à relever (1).

(1) Il est évident que nous ne parlons ici que de la ligature de la jug. int. — Dans la ligature simultanée de la jug. et de la carotide, les accidents cérébraux sont nombreux et dus à la lig. de la carotide.

Le symptôme qui se présente le plus fréquemment dans la ligature de la jugulaire interne est l'œdème de la région correspondante au vaisseau oblitéré. Nous trouvons cette complication dans les obs. V, XI et XII. Mais cela est évidemment dû à la difficulté du rétablissement de la circulation collatérale, car dans les deux premiers cas, il y avait déjà eu opération antérieure et par conséquent oblitération de quelques veines superficielles ; et dans l'obs. XII la jugulaire externe avait été aussi sectionnée.

Quelquefois on observe encore quelques troubles passagers de la déglutition et de la respiration. Le pneumogastrique, peut-être froissé ou pris dans la ligature, ne serait-il pour rien dans la pathogénie de cet accident ?

Mais ces légers inconvénients ne sont rien ; « c'est au « fil qu'étaient dus, jadis, la plupart des accidents consé- « cutifs à la ligature de la jugulaire interne : la phlébite, « la thrombose suppurée, la pyohémie n'étaient que la « conséquence de la suppuration provoquée par le lien « ordinaire » (1). Dussutour, tout en recommandant la ligature comme méthode générale d'hémostase dans les plaies de la jugulaire, signale cependant comme danger vraiment redoutable, l'hémorrhagie secondaire consécutive à la chute du fil. Cette crainte-là est superflue à l'heure actuelle depuis l'introduction dans la pratique chirurgicale de la méthode antiseptique et surtout des ligatures aseptiques. L'ulcération secondaire des parois de la jugulaire par le lien, et par suite l'hémorrhagie

(1) J. Boeckel. Lig. et rés. des grosses veines dans la continuité. *Revue de chir.*, 1881.

secondaire étaient des phénomènes connexes de la suppuration de la plaie qui amenait trop souvent la désagré-
gation et le ramollissement du caillot. On peut aujour-
d'hui, en toute sécurité, porter des ligatures sur les
veines, « puisque le lien ne provoque aucune inflammation, aucune suppuration autour de lui » (1). Il est évident que, pour rester dans ces conditions, il est indispensable d'avoir des liens absolument aseptiques ; le
catgut et la soie préparée remplissent ce but. Il faut de
plus faire des *ligatures perdues*, car un des éléments du
succès, dans la ligature antiseptique de la jugulaire interne, est l'obtention de la *réunion immédiate* de la
plaie des téguments ; celle-ci est nécessaire pour protéger le vaisseau dénudé et éviter le ramollissement du
thrombus. Cette opinion est confirmée par les douze
observations que nous publions plus loin. En effet, dans
tous les cas, la réunion par première intention a pu être
.obtenue et il n'y a eu aucun accident. Sur les 12 ligatures,
un seul décès, par œdème pulmonaire, et chez un malade porteur d'une tumeur maligne presque au-dessus
des ressources de l'art.

Ainsi donc la ligature aseptique reste le procédé de
choix pour le traitement des plaies de la jugulaire interne ; sécurité au point de vue de l'hémorrhagie et innocuité absolue. Nous avons de plus démontré par des
considérations anatomiques qu'il était nécessaire que la
ligature fût double. Cette nécessité a peu à peu amené
les chirurgiens modernes à pratiquer la résection, entre

---

(1) Lucas-Championnière. *Chirurgie antiseptique*, 1880.

deux ligatures, d'une portion de la jugulaire interne quand celle-ci était englobée par une tumeur.

Avant qu'on entreprît de parti pris la résection des gros troncs veineux, le chirurgien était souvent obligé, dans le cas d'extirpation de tumeurs adhérentes aux vais-seaux profonds du cou, de sculpter pour ainsi dire la jugulaire interne dans le néoplasme et de laisser ainsi dans le fond de la plaie un élément de récidive immé-diate. Il arrivait aussi de blesser la jugulaire et de s'ex-poser ainsi aux accidents redoutables de cette blessure.

Aujourd'hui, par suite justement de l'innocuité de la ligature aseptique, une autre technique est entrée dans la pratique chirurgicale. La jugulaire semble-t-elle en-vahie par une tumeur ou est-elle seulement adhérente au point qu'elle puisse être lésée pendant l'extirpation ? On la lie préventivement en dessus et en dessous des parties malades, et l'on résèque la portion intermédiaire. Il vaut mieux, en effet, pratiquer la ligature, que de s'exposer aux accidents immédiats, toujours très graves, d'une blessure de la jugulaire interne.

Avant de terminer, disons quelques mots de la liga-ture simultanée de la jugulaire et de la carotide. Celle-ci est désastreuse et n'a donné, pour l'instant, que des résultats peu encourageants. Dussutour qui en a réuni 19 cas, compte 8 décès.

Enfin quelques chirurgiens ont voulu, dans l'espoir problématique de conserver la lumière de la jugulaire, tenter la ligature latérale. Théoriquement, cette pra-tique est au moins inutile, puisqu'il est prouvé que la ligature totale ou circonférentielle n'entrave que peu ou pas la circulation de retour. Mais le vice rédhibitoire de la ligature latérale est la chute prématurée du fil et par suite l'hémorrhagie secondaire.

D'ailleurs, consultons les faits. Braun (1) a rassemblé dans un mémoire tous les cas de ligature latérale connus : ils sont au nombre de 29, auxquels nous ajouterons 2 cas de Corazza et 9 de Pilcher, ce qui fait en tout 40 cas et 12 décès, soit une mortalité de 30 0/0, tandis que notre statistique ne nous donne que 8,3 0/0 d'insuccès.

(1) BRAUN. Ueber den seitlichen Verschluss von Venenwünden. *Arch. fur Klin. chir.* B. XXVIII, p. 654, 1883.

OBSERVATIONS

Obs. I. — J. Boeckel (résumée). — *Tumeur ganglionnaire
du cou. — Extirpation. — Blessure de la jug. int. — Ligature antiseptique et résection de 3 centimètres de cette veine.
— Réunion immédiate. — Guérison.*

Catherine Schorr, 26 ans, est opérée le 14 juillet 1879, d'une
tumeur ganglionnaire du cou, s'étendant de l'apophyse mas-
toïde gauche à la saillie du cartilage thyroïde.

Ablation d'une grande quantité de ganglions situés derrière
le sterno-mastoïdien et le long de la carotide.

L'opération était terminée, quand au moment d'enlever les
érignes qui réclinaient les bords de la plaie, un flot de sang
noir s'écoule. Je porte rapidement le doigt sur la source de
l'hémorrhagie, et, après avoir épongé la plaie, je constate que
la *jugulaire interne est blessée* latéralement sur une étendue de
2 centimètres. Pince hémostatique au-dessus et au-dessous de
cette plaie veineuse; double ligature au catgut. La portion intermédiaire qui comprend 3 centimètres de la veine est excisée.
Réunion immédiate et pansement de Lister. T. S., 37°,4.

Le 15. T. M., 40° ; T. S., 38°,8.

Le 16. T. M., 38° ; T. S., 38°,1. Céphalée. Injection de mor-
phine.

Le 17. T. M., 37°,6 ; T. S., 38°,1.

Premier pansement, enlèvement de la moitié des sutures.

Le 18. T. M. , 38° ; T. S., 37°,9.

Le 19. T. M,, 37°,6 ; T. S., 37°,7.

Deuxième pansement, enlèvement du drain et du reste des sutures. Réunion parfaite

Exeat le 28 (14e jour).

Obs. II. — J. Boeckel (résumée). — *Carcinome récidivé de la langue, du plancher buccal et de la glande sous-maxillaire. — Blessure de la jug. int. — Ligature antiseptique. — Guérison.*

Lemlé, Jean, 62 ans, a été opéré au mois d'août 1880, d'un carcinome de la partie latérale gauche de la langue par le procédé de Billroth. Le 20 octobre, il entre au lit n° 24 de la salle 105 (hôpital civil de Strasbourg). Récidive au niveau de la cicatrice, s'étendant jusque vers l'angle de la mâchoire.

Opération le 24 octobre. — Incision au niveau de la cicatrice, prolongée de 4 centimètres en arrière. Extirpation de la glande sous-maxillaire et de deux ganglions. On blesse une veine profondément, en arrière de l'angle du maxillaire ; hémorrhagie abondante ; forcipressure temporaire.

Puis excision de la moitié de la langue jusques et y compris une portion du pilier antérieur. Au moment d'enlever les pinces placées sur la veine blessée dont il a été question plus haut, un flot de sang noir vient inonder la plaie. On se hâte de les réappliquer et l'on constate que le vaisseau lésé n'est autre que la *jugulaire interne.* Après l'avoir bien isolé, on le sectionne entre deux ligatures au catgut, placées à un centimètre et demi de distance.

Suture de la plaie cutanée, drain à la partie antérieure de la plaie.

Les suites immédiates de l'opération sont très simples. Ni hémorrhagie, ni troubles circulatoires d'aucun genre.

12 novembre. Le malade avale des aliments solides.

Le 20. Cicatrisation complète, sauf un bourgeon charnu au niveau de l'orifice du tube.

Obs. III. — J. Boeckel (résumée). — *Tumeur sarcomateuse du cou. — Extirpation. — Résection entre deux ligatures au catgut de 7 centimètres de la veine jugulaire interne. — Œdème pulmonaire. — Mort.*

Balzer, Jean, 64 ans, vient réclamer notre intervention le 27 juillet 1889, pour une tumeur ayant débuté par la partie latérale gauche du cou. Elle s'est étendue progressivement au corps thyroïde et à la partie latérale droite du cou, dont la circonférence est de 55 centimètres. Gêne de la déglutition et de la respiration. C'est ce qui m'engage à l'opérer, car la nature et le volume de la tumeur ne me paraissent guère propices à une opération sanglante.

Opération le 21 juillet. — Ablation difficile de la plus grande partie de la tumeur du côté gauche. Dans la région des gros vaisseaux du cou, la carotide est dénudée jusqu'à un travers de doigt au-dessus de la clavicule, en haut jusqu'à l'angle du maxillaire inférieur. Quant à la *jugulaire interne*, elle est intimement unie au néoplasme. Je me décide à enlever la portion adhérente entre deux ligatures au catgut n° 2 (7 centimètres). Le malade étant épuisé, je remets à un autre jour l'extirpation du goitre et des ganglions du côté opposé. Réunion de la plaie. Drain. Pansement de Lister avec immobilisation de la tête. Le malade se relève dans la journée. T. S., 39°.

1er août. Pansement, nettoyage et raccourcissement du drain. Enlèvement de la moitié des épingles. Le malade se plaint de céphalée. Dans la soirée, il est subitement pris d'étouffements. Cyanose des lèvres. Râles abondants dans la trachée et les grosses bronches. T. M., 37°; T. S., 39°,5.

Il meurt dans la nuit.

Nécropsie faite par M. de Recklinghausen.

Jugulaire interne gauche oblitérée par un caillot qui s'étend jusque dans le cœur droit; le bout périphérique contient un caillot qui remonte jusque tout près du golfe de la veine. Le fil de catgut est résorbé : on ne trouve plus que le nœud du bout inférieur ; la tunique externe est intacte ; les tuniques internes sont divisées, dans la jugulaire interne du côté droit caillot de 4 centimètres adhérent aux parois veineuses, prenant naissance tout près de l'embouchure de la jugulaire dans le tronc brachio-céphalique. Deuxième caillot au niveau de l'angle de la mâchoire, se continuant jusque dans le sinus transverse droit. Œdème des ventricules du cerveau. Œdème pulmonaire.

Sarcome du corps thyroïde, des ganglions du côté droit du cou et des amygdales.

Obs. IV. — Eug. Boeckel (communication orale).

M. J. R..., de Saaralbe, 45 ans, opéré le 1er juin 1880, à la maison de santé des Diaconesses. Sarcome du cou, gros comme le poing, siégeant dans la partie supérieure du muscle sterno-cléido-mastoïdien droit. *Excision* de la moitié supérieure du muscle et de *4 centimètres de la veine jugulaire interne*, englobée par la tumeur. Ligature au catgut. Guérison en 14 jours.

Obs. V. — Luecke (résumée). — *Tumeur du cou. — Résection et ligature de la veine jugulaire interne. — Résection d'une portion du nerf vague (12 centim.). — Guérison.*

Femme K. .., 48 ans, en février 1880 entre à la clinique chirurgicale du professeur Lücke, pour un cancroïde de la glande sous-maxillaire récidivé dans la cicatrice et dans un ganglion situé sous le sterno-mastoïdien droit et fortement adhérent au muscle.

La tumeur de la cicatrice est extirpée sans peine. La dissection du ganglion fut plus pénible ; le sterno-mastoïdien dut être sectionné au-dessus et au-dessous du néoplasme ; la carotide fut dénudée sur une longue étendue. La veine jugulaire interne et le nerf vague font corps avec la tumeur. Double ligature de la veine jugulaire près de la clavicule et au-dessus de la tumeur. Résection de la portion intermédiaire et de la partie corres- pondante du nerf vague pour détacher le néoplasme, hémor- rhagie peu abondante... Pas de symptômes du côté de la res- piration, au moment de la section nerveuse. Suture et drainage de la plaie. Réunion immédiate le dixième jour sans suppura- tion.

L'opérée se représente à la clinique dans le courant de juillet.

Respiration légèrement haletante; le bras droit est un peu plus faible que le gauche ; l'élévation de l'épaule est difficile.

La pression digitale sur la cicatrice provoque des quintes de toux.

La moitié droite de la face, surtout la joue, semble hyper- trophiée, ce qui tient à la ligature de la jugulaire. Récidive ultérieure, au-dessus des ressources de l'art.

Obs. VI. — Braun, cité par Pilger (*Ueber resection von grossen venenstammen. Deutsche Zeit. f.Chir.* 1880, Bd XIV, p. 130). — *Résection de la veine jugulaire dans une extirpa- tion de lymphome malin.*

Wathon R..., 13 ans, entre le 22 septembre 1875 à la clini- que chirurgicale du professeur Braun, de Heidelberg. Tumeur du cou du volume d'un poing d'adulte, prenant naissance au niveau de l'articulation sterno-claviculaire droite.

Extirpation le 26 septembre 1875. Adhérences intimes avec les gros vaisseaux. Résection de 4 centimètres de la jugulaire interne entre deux ligatures de soie phéniquée. Réunion de la plaie avec drain. Lister.

Le 28. Premier pansement, absence de réaction au pourtour de la plaie.

4 octobre. Réunion parfaite. Enlèvement des tubes et des sutures.

Le 9. Cicatrisation définitive. Exeat.

Obs. VII, VIII et IX (Ibidem). — *Résection successive des deux veines jugulaires internes dans des extirpations de tumeurs du cou.*

J. F..., 46 ans, entre en avril 1875, pour des tumeurs gan-glionnaires du cou du côté gauche, au niveau de l'os hyoïde (récidive d'une tumeur maligne du larynx pour lequel il a subi la laryngectomie un an auparavant). Opération le 15 avril. Adhérences avec les vaisseaux. Excision de 3 centimètres de la jugulaire antérieure et de 1 centimètre 1/2 de la veine faciale et de la jugulaire interne, ligature avec soie phéniquée et cat-gut, cautérisation au chlorure de zinc (5 0/0), pansement avec ouate salicylée.

Le soir, cyanose de la face, céphalée.

Le 15. Suppuration, enlèvement de toutes les ligatures.

Le 25. Le malade se lève pour la première fois.

Le 30. Cicatrisation presque définitive.

Récidive le 16 mai dans les ganglions du côté gauche.

Excision de 6 centimètres de la veine jugulaire interne entre deux ligatures perdues de soie phéniquée. Suture. Drainage et Lister.

Le soir, premier pansement, céphalée intense.

Le 17. T. 38°, deuxième pansement ; enlèvement de quelques sutures.

Le 24. Cicatrisation définitive.

4 juillet 1875. Nouvelles récidives dans les cicatrices de la première opération.

Pendant l'ablation, on dénude la carotide dans une certaine étendue. La jugulaire interne est englobée dans le néoplasme.

Excision de 4 centimètres de ce vaisseau entre deux liga-tures.

Le nerf vague est également réséqué.

Drainage, Lister, le soir, le pansement est imbibé de séro-sité, on le renouvelle.

V.   4

5 juillet. Pansement.

Le 6. T. 38°,5, céphalée intense, pas d'écoulement, enlèvement des sutures.

Le 8. Enlèvement des drains. La céphalée a disparu.

Le 9. L'état général du malade est satisfaisant (ici s'arrête l'observation).

Obs. X. — Braun (Ibidem. résumée). — *Résection de la jugulaire interne dans une extirpation de carcinome du cou.*

V. W..., 45 ans, carcinome récidivé du cou; est opéré le 20 mars 1880.

Adhérences avec les vaisseaux. Excision de 7 centimètres de la jugulaire interne entre deux ligatures perdues de soie phéniquée. L'artère carotide est dénudée sur la même étendue; il en est de même du nerf hypoglosse.

La plus grande partie de la plaie guérit par première intention. A partir du deuxième jour, on remplaça le Lister par un pansement à l'ouate salicylée. T. M., 39°, le deuxième jour. Pas de symptômes cérébraux. Exeat le 20 avril, plaie presque entièrement cicatrisée.

Obs. XI. (Communiquée par le Dr Roux.) — *Epithélioma de la lèvre inférieure. — Récidive ganglionnaire. — Ligature et résection de la jugulaire interne.*

Le nommé L..., marin, âgé de 53 ans, vient le 20 novembre 1888 nous consulter pour une tumeur ganglionnaire de la région carotidienne gauche. Cet homme, alcoolique et syphilitique, a été opéré à Gênes, il y a trois mois, d'un épithélioma siégeant à la partie moyenne de la moitié gauche de la lèvre inférieure. Il y avait eu, paraît-il, réunion par première intention et le malade semblait guéri, quand il sentit se développer une tumeur à la partie latérale gauche du cou. Onguents et pommades y passèrent tour à tour ; mais la tumeur au lieu de rétrocéder ne fit qu'augmenter de plus belle et le malade désirant une nouvelle opération vint nous consulter.

L'état général est bon Localement nous constatons dans la région carotidienne gauche, à la partie moyenne du col, un gros ganglion ; au-dessous deux ou trois plus petits. Bien que le succès fût douteux, cédant aux instances du malade, nous nous décidons à l'opérer le 23 novembre.

Anesthésie chloroformique.

Large incision longitudinale dans toute la région moyenne du cou ; ablation de trois ganglions cancéreux. Mais, profondément, nous en découvrons deux autres qui sont appendus à la jugulaire interne à la façon de deux cotylédons et qui font corps avec ses tuniques ; nous nous décidons à la réséquer. La portion malade est saisie entre deux ligatures avec un catgut nº 4, sectionnée et enlevée avec les deux ganglions La ligature supérieure a été faite à un centimètre et demi de la bifurcation de la carotide ; l'autre à 2 centimètres environ plus bas: L'intérêt opératoire nous fit omettre à ce moment l'observation des phénomènes circulatoires de la face et de l'encéphale ; mais les jours suivants il n'y eut pas de retentissement, sauf un peu de turgescence de la face que l'on peut attribuer à la fièvre, le maximum de température atteint par le malade ayant été de 37º,6.

D'ailleurs la réunion immédiate s'opère, aidée probablement par l'immobilité à laquelle nous condamnons notre malade par crainte d'un accident cérébral.

Six mois plus tard, le 16 mai 1889, le malade meurt de généralisation.

OBS. XII (PERSONNELLE). — *Plaie par instrument tranchant de la région carotidienne. — Plaie des tuniques veineuses — Ligature double de la jugulaire interne. — Guérison.*

Le nommé G. G..., chauffeur, âgé de 48 ans, est amené à l'Hôtel-Dieu le 1ᵉʳ mai à 7 heures du matin, salle Cauvière,

dans le service de M. le professeur Chapplain. Dans un accès
de délire alcoolique, notre malade avait voulu se tuer en se
coupant le cou avec un rasoir. Il présente en effet deux plaies
transversales, une de chaque côté du cou, dans la région carotidienne, différant l'une de l'autre par leur aspect, leur profondeur et leur gravité. La face est exsangue et le pouls misérable.
L'hémorrhagie, abondante d'abord, — par les deux jugulaires
externes sectionnées, — s'est arrêtée d'elle-même pendant le
transport à l'hôpital.

Du côté gauche, plaie de 8 à 10 centimètres de long, à la
partie moyenne du col, n'intéressant que la peau et le tissu
cellulaire sous-cutané ; à peine quelques fibres superficielles du
sterno-mastoïdien sont-elles intéressées ; pas d'hémorrhagie.

Du côté droit, longue plaie de 10 à 12 centimètres, large,
béante, au fond de laquelle on aperçoit, au-dessous de l'aponévrose moyenne et, enveloppés par elle, les vaisseaux profonds
du cou ; pas d'hémorrhagie. La carotide est intacte et bat plei-
nement, mais, tout près du bord supérieur de la plaie, l'aponévrose sectionnée met à nu une portion de la jugulaire interne.
Sur cette partie dénudée apparaît une petite tumeur de la gros-
seur d'une lentille, mais légèrement oblongue, à grand axe
transversal, se détachant en rouge noir sur le fond bleuâtre
de la veine. Les tuniques externe et moyenne de la jugulaire
ont été sectionnées, et la tunique interne distendue par le sang
et prête à se rompre fait hernie à travers l'écartement des
lèvres de la plaie veineuse à chaque expiration.

Une hémorrhagie fatalement mortelle était imminente, soit
que la minceur de la tunique ne pût résister longtemps à la
pression veineuse ; soit qu'il y eût un sphacèle de cette tunique. Il fallait parer rapidement à cet accident possible et la
ligature seule nous offrait une sécurité absolue. D'ailleurs, en
l'absence de notre maître, M. le professeur Chapplain, nous
faisons appeler M. le professeur Combalat, qui nous dit de lier.
Une pince à forcipressure obturant momentanément la plaie
des tuniques, nous dénudons prudemment la veine avec une

sonde cannelée. Deux fils de catgut n° 4 sont passés, l'un au-dessus, l'autre au-dessous du point lésé à 1 centimètre 1/2 d'intervalle sans réséquer ni sectionner la portion intermédiaire. La plaie des parties molles est détergée, débarrassée de ses caillots, nettoyée antiseptiquement avec une solution de sublimé à 1/1000 ; les bords rapprochés et suturés avec soin ; un petit drain dans l'angle postérieur. Pansement au Lister iodoformé, immobilisation. Détail à noter : pendant le pansement, il y a eu une syncope. T. S., 37°,6 ; le pouls est meilleur.

2 mai. Amélioration continue ; la face a perdu sa pâleur syncopale ; le pouls est plein. T. 37°,3.

Le 5. Le mieux se continue ; légère difficulté à la déglutition ; gonflement œdémateux de la moitié de la face correspondant à la veine liée.

Le 8. Œdème disparu ainsi que la dysphagie.

Le 10. La plaie est réunie par première intention ; les sutures et le drain sont enlevés.

Le 18. Le malade sort entièrement guéri, ses deux plaies cicatrisées.

CONCLUSIONS

I. — Les plaies de la jugulaire interne sont rares, excessivement graves et sujettes à des complications redoutables. Abandonnées à elles-mêmes elles amènent presque fatalement la mort.

II. — La dénudation de la jugulaire interne n'est pas une plaie ; elle est absolument inoffensive par elle-même. Les accidents qu'on lui a imputés semblent devoir être mis sur le compte d'une contusion passée inaperçue ou de la suppuration consécutive à une plaie du cou. Avec la méthode antiseptique, ces accidents doivent disparaître du cadre nosologique en même temps que l'arsenal de la vieille chirurgie.

III. — Les plaies *non pénétrantes* sont de peu de gravité quand elles sont longitudinales, très graves au contraire quand elles sont transversales. Les premières traitées antiseptiquement guérissent bien ; les secondes sont justiciables d'une ligature double.

IV. — Toutes fois que dans le cours d'une opération on craint de blesser la jugulaire, il faut la lier préventivement, cette pratique étant inoffensive et mettant à l'abri d'une hémorrhagie primitive et de l'introduction de l'air dans le torrent circulatoire.

V. — La ligature est le seul traitement rationnel des *plaies pénétrantes* et quelquefois des plaies non pénétrantes (plaies transversales) de la jugulaire interne.

VI. — La ligature doit être absolument aseptique.

VII. — Toutes fois que cela est possible, il faut affronter la plaie du cou et tenter la réunion par première intention. Quand l'affrontement est impossible, il faut éviter la suppuration par des pansements antiseptiques.

VIII. — La ligature veineuse doit être une ligature perdue faite avec un fil de catgut ou de soie, fort et de bonne qualité.

IX. — La ligature doit être faite sur les deux bouts de la veine jugulaire interne. La ligature unique et la ligature latérale doivent être rejetées comme insuffisantes et dangereuses.

IMPRIMERIE LEMALE ET Cⁱᵉ, HAVRE.

www.ingramcontent.com/pod-product-compliance
Ingram Content Group UK Ltd.
Pitfield, Milton Keynes, MK11 3LW, UK
UKHW020025080726
13614UKWH00004B/1563